APHORISMES

ANTI-MÉDECINS.

APHORISMES
ANTI-MÉDECINS,

TENDANT A PROUVER QUE LA PRATIQUE ACTUELLE DE LA MÉDECINE EST PLUS FUNESTE QU'UTILE A L'ESPÈCE HUMAINE;

INDIQUANT

Les moyens curatifs de toutes les maladies curables sans le secours des médecins, ni d'aucuns médicamens pharmaceutiques;

ET CONTENANT

UNE DISSERTATION SUR LE TRAITÉ DES MALADIES NERVEUSES.

PAR FRANÇOIS-ANDRÉ LAIGNEAU-DELANGELLERIE,
MÉDECIN, ANTI-MÉDECIN.

Sanitatem quærendo sæpè mors.

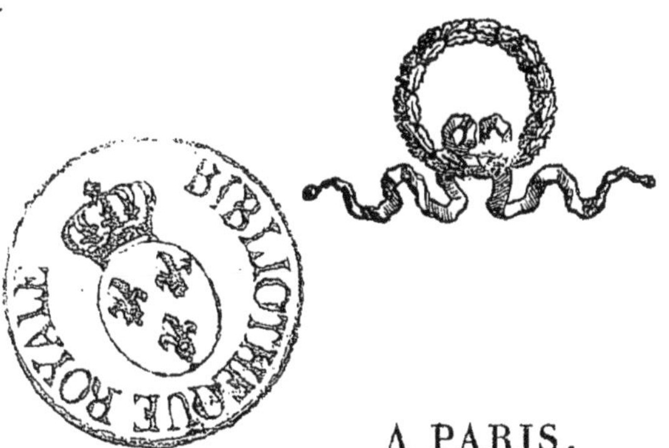

A PARIS,
Chez BÉCHET AINÉ, libraire, Palais-Royal, galeries de bois, nº 263 et 264.
Et chez DELUZAN, chargé de pouvoirs de l'auteur, rue Chapon, nº 12.

1826.

ÉPITRE DÉDICATOIRE

AUX

NATIONS CIVILISÉES.

Nations civilisées, c'est particulièrement à vous que je dédie cet ouvrage; je suis désireux de contribuer à votre bonheur en détruisant les funestes préjugés relatifs aux moyens curatifs qu'on emploie pour la guérison des maladies qui affligent l'espèce humaine. Ma tâche est difficile à remplir, attendu qu'il y a un grand nombre de personnes disposées à propager ces dangereux préjugés, vu que leurs intérêts souffriraient beaucoup si on adoptait les principes, basés sur la vérité, répandus dans cet ouvrage; mais quand il n'y aurait qu'un petit nombre de mes concitoyens qui les adopterait, je m'estimerais heureux d'avoir détruit en eux ces préjugés.

AVANT-PROPOS.

Différentes personnes de considération ayant eu connaissance de mes opinions sur la médecine, m'engagèrent à donner plus d'extension à mes idées sur l'art de guérir; c'est pourquoi je vais entrer dans quelques détails sur certaines maladies des plus graves. Quant aux moyens curatifs de toutes celles qui affligent l'espèce humaine, je vais faire en sorte de les exposer clairement et d'une manière concise, car mes yeux ne me permettent pas d'entrer dans de longs détails.

J'ai commencé ma carrière dans le monde par occuper, pendant quelques années, une place dans les finances; mon goût pour acquérir des connaissances sur la médecine était tellement prononcé, que, pendant ce temps, l'étude des ouvrages d'Hippocrate, de Boerhaave, de Dionis, d'Heister, de Sabatier, de Sydenham, etc., a autant occupé mes facultés intellectuelles que la tenue de mes registres et la confection de mes comptes. Non content de l'étude de ces ouvrages, j'ai pensé que, pour approfondir l'art de guérir, il était nécessaire de faire des cours de médecine, ce que j'ai fait à Paris; ensu j'ai pratiqué cet art, non comme médecin gui par l'appât du gain, mais comme observate de la marche de la nature, afin de découvrir vérité. Je vous assure, lecteur, que ma pr tique et mes propres observations m'ont bea coup plus instruit que mes cours et mes l vres sur les moyens curatifs. J'ai remarqué q ce ne sont ni les médecins ni les médicame qui guérissent les maladies, mais bien la n ture, et que tous les remèdes pharmaceut ques, notamment les purgatifs, produise beaucoup plus de mal que de bien (1).

Je vais faire succinctement quelques obser vations sur les principaux remèdes qu'on em ploie pour la guérison de nos maladies, et j débute par la saignée.

(1) Il y a des vérités contraires aux intérêts de bien des personnes, ma celles qui ont la vertu dans le cœur et le jugement sain ne disconviendro jamais qu'on doit préférer le bien général au bien particulier.

APHORISMES

ANTI-MÉDECINS.

De la saignée.

Pour connaître quelle était l'origine de la saignée, ainsi que les raisons qui avaient pu porter ceux qui pratiquent l'art de guérir, à en faire usage comme un moyen curatif d'un grand nombre de maladies, j'ai eu recours au Dictionnaire encyclopédique. Le lecteur verra peut-être avec intérêt un extrait de ce qu'en dit ce livre des sciences; voilà comme il s'exprime :

« *Histoire de la saignée.* Laissant à part l'origine « fabuleuse que Pline attribue à la saignée, dont « il dit qu'on est redevable à l'instinct de l'hyppopo- « tame, qui se frottait les jambes contre les joncs « du Nil, pour en faire sortir le sang, nous dirons « que les hommes durent apercevoir de bonne « heure les avantages que procuraient les hémor- « ragies excitées par les efforts critiques de la na- « ture, ou même occasionées par des plaies acci- « dentelles; qu'il a dû nécessairement tomber dans « leur idée d'imiter la nature ou le hasard, dans « les cas qui leur paraîtraient semblables. La

« saignée a donc été un des premiers secours que « tous les peuples ont mis en usage contre les ma- « ladies.

« Le premier exemple que nous en ayons re- « monte à la guerre de Troies. Podalire, en reve- « nant, fut jeté sur les côtes de Carie, où il guérit « Syrna, fille du roi Damaétujus, tombée du haut « d'une maison, en la saignant des deux bras ; elle « l'épousa en reconnaissance. Ce trait, conservé « par Étienne de Byzance, est le seul que nous trou- « vions avant Hippocrate, qui vivait environ 700 ans « après la prise de Troies.

On voit, par ce passage, que, même après cet événement, on a été fort long-temps sans faire usage de la saignée, puisque c'est le seul que l'on trouve dans un intervalle de 700 ans, qui s'est écoulé entre la prise de Troies et l'existence d'Hippocrate. Il y a donc lieu de croire que c'est ce médecin qui a, en quelque sorte, enfanté cette erreur, en l'enseignant dans les écoles de médecines, et en en faisant usage lui-même.

Le rapport qu'on vient de voir, puisé dans l'Encyclopédie, n'est nullement propre à autoriser l'usage de la saignée, attendu que la princesse Syrna ayant guéri de sa chute, il ne s'ensuit pas que ce fut le médecin Podalire qui la guérit en la saignant des deux bras ; le rétablissement de sa santé prouve seulement que sa chute ne fut pas mortelle, et que la nature surmonta les funestes effets, tant de la chute que des saignées.

Avant d'admettre la saignée au nombre des remèdes efficaces, il est nécessaire d'examiner les propriétés que la nature a données au sang. Il fait circuler avec lui le principe de vie; c'est la principale humeur qui fait circuler toutes les autres, et opère la sécrétion et l'excrétion de toutes celles nuisibles. C'est lui qui guérit les maladies, bien loin de les occasioner. Il est extrêmement rare que nous ayons trop de sang.

Pour expliquer la cause de l'erreur dans laquelle on a donné en croyant que la saignée était curative de bien des maladies, j'ai pensé qu'on pouvait faire une comparaison. Il faut supposer qu'un homme vertueux se bat en duel contre un homme rempli de vices; lors du combat il en survient un troisième, qui, le poignard à la main, blesse dangereusement l'homme vertueux, et le met hors de combat; quoique le combat soit cessé, la bonne intelligence n'est pas rétablie entre les deux champions; l'homme vertueux étant très courageux, lorsque ses blessures seront cicatrisées, il reviendra de nouveau attaquer son ennemi, et le combat recommencera. Faites l'application : l'homme vertueux, c'est le sang; l'homme rempli de vices, ce sont les humeurs morbifiques, le surplus s'explique aisément sans narration. On voit, par cet exposé, qu'en saignant on donne de la force à l'ennemi, d'où il s'ensuit les plus dangereux effets. Chacun sait, même le vulgaire, que la saignée altère la vue, c'est pourquoi nous ne pouvons douter qu'elle altère aussi les autres organes en oblitérant les petits vaisseaux. J'ai vu des malades devenir aveugles par l'effet de la saignée;

d'autres sont devenus borgnes du côté où ils avaient été le plus saignés. Des médecins célèbres, notamment Boerhaave, conviennent que la saignée tue si elle ne soulage (1).

Des purgatifs.

Les purgatifs cathartiques produisent leurs effets, par la raison que leurs élémens sont puisés dans la source des poisons, qui leur donnent la dangereuse propriété d'irriter et de secouer fortement les membranes de l'estomac et des intestins; ces viscères, violemment irrités, sont obligés de lâcher, par le bas, la matière fécale qu'ils contiennent. C'est un bien mauvais moyen, pour guérir nos maladies, que de violenter ainsi la nature; elle aime, au contraire, à être traitée avec douceur. Si ces remèdes évacuent les humeurs morbifiques, ils évacuent aussi les sucs gastrique, pancréatique, intestinal, etc.; les évacuations de ces sucs occasionnent un grand dérangement dans la marche de la nature, il n'est question que de l'aider, et on y parvient au moyen des délayans, ainsi que je le dirai plus bas. Il y a une grande différence entre aider la nature et la violenter; j'ai vu des malades descendre dans le tombeau par le seul effet des purgatifs. Combien de chirurgiens, dans les campagnes, qui pratiquent la médecine, la chirurgie et la pharmacie, et qui accablent les malades par les purgatifs! M. Tissot (2) convient que, dans

(1) Aphorismes de Boerhaave, 1745, pag. 344.

(2) Avis au peuple sur sa santé, par M. Tissot, édit. de 1786, introduction, pag. 10.

ce cas, il a été témoin que des maladies, qui auraient été très légères, étaient devenues mortelles par le traitement.

La plupart des grands hommes n'ont point ajouté foi à l'infaillibité de la médecine; J.-J. Rousseau a dit : « Si la médecine est infaillible, qu'elle vienne donc « sans le médecin; » et après bien des raisonnemens tendant à détruire les opinions avantageuses qu'on a pu concevoir sur la pratique de la médecine, cet auteur finit par vous dire : « Homme sage, ne mets « point à cette loterie (1). » Jean-Baptiste Molière nous fait sentir dans ses ouvrages combien peu nous devons avoir de confiance dans la pratique de cet art. Le père Malebranche (2), un de nos grands philosophes, lorsqu'il se sentait quelque incommodité, son principal remède était de boire une certaine quantité d'eau. M. de Fontenelle avait aussi une grande répugnance pour toute espèce de médicamens pharmaceutiques; il disait qu'on pouvait comparer un médecin et tous les anatomistes à un voyagenr qui passe auprès d'un beau château : il en admire l'architecture, mais il ne sait pas ce qui s'y passe. En effet, lorsqu'un médecin voit un malade, il est dans les ténèbres; c'est pourquoi ayez donc plus de confiance dans la nature qui renferme en elle toute la lumière. Elle est plus savante que tous les médecins, et lorsque nous avons des maladies curables, elle sait les guérir en l'aidant suivant la manière que je vais indiquer.

(1) Émile, ou de l'Éducation, par J.-J. Rousseau.

(2) Dictionnaire historique, 6e édit. de Caen, 1785.

Des vomitifs.

Ces remèdes sont puisés dans la même source que les purgatifs cathartiques, c'est-à-dire dans celle des poisons; *ce qu'ils ont de particulier, c'est qu'ils irritent plus fortement les membranes de l'estomac et occasionnent au viscère des convulsions terribles et subites, au point de le soulever.* Ce n'est pas ainsi que la nature doit être traitée. Ces remèdes ne peuvent avoir été imaginés que par des esprits faux et remplis d'erreurs. N'est-il pas évident que ces médicamens évacuent le suc gastrique et autres sucs digestifs en évacuant les humeurs morbifiques s'il y en a dans l'estomac? Leur séjour en lui n'est pas toujours certain; en outre, les efforts que fait le malade pour vomir, font remonter le sang dans les vaisseaux du cerveau, où il peut occasioner un engorgement propre à le faire descendre dans le tombeau.

Des moyens curatifs de toutes les maladies curables.

Si, par ce qui précède, j'ai inspiré au lecteur une certaine aversion pour toute espèce de médicamens pharmaceutiques, il ne me taxera pas de détruire sans réédifier; car voici l'exposé des moyens à employer pour la guérison de toutes les maladies internes curables.

Il est bon de faire attention que, dans toutes les maladies, il y a épaississement des humeurs morbifiques; c'est pourquoi il est nécessaire de faire usage des délayans: ils ont la propriété d'agir sur toutes les parties de l'économie animale ; ils sont propres à la guérison, tant des maladies aiguës que des maladies chroniques. Ils produisent, dans les fièvres, d'excellens effets, diminuent l'ardeur excessive du sang, calment les douleurs, quelle que soit leur cause, amolissent et humectent les parties devenues trop sèches et trop roides, délayent les humeurs morbifiques qui, quelquefois, sont non-seulement stagnantes, mais adhérentes aux parties souffrantes, après quoi la nature se trouve en état d'en opérer la sécrétion et l'excrétion : c'est là le vrai moyen de l'aider sans la violenter comme le font tous les purgatifs. L'eau de fontaine et celle de rivière sont les plus capables de produire les effets ci-dessus, que l'on attend des délayans ; elles doivent être préférées à toutes autres, principalement quand elles réunissent les meilleures qualités : elles doivent être limpides, sans odeur ni saveur, et dissoudre aisément le savon.

Les délayans dont on peut faire usage sont en grand nombre ; voici la nomenclature de ceux dont on fait usage le plus fréquemment et qui sont faciles à se procurer : l'eau de poulet, l'eau de veau, le petit lait, une décoction légère de feuilles de laitue ou de bourrache, les fleurs de coquelicot, de violettes, de tussilages, toute espèce de bouillons rafraîchissans, les tisannes simples et très peu chargées, l'eau très légèrement sucrée, la racine de réglisse infusée après une légère décoction, etc. Lorsqu'il ne fait pas chaud, on doit prendre les délayans un peu dégourdis, le matin, à jeun ; la dose est de deux, trois ou quatre tasses, de chacune environ cinq onces, suivant la force et l'idiosyncrase du malade; on peut n'en prendre que deux tasses : cela se prend d'heure en heure, jamais entre les repas, ils noyeraient les sucs digestifs et pourraient relâcher trop les fibres de l'estomac. On peut les continuer pendant quatre, cinq et même six jours de suite; après quoi, on doit être trois à quatre jours sans en prendre. Ensuite, le malade recommencera, s'il n'est pas guéri, à suivre la même marche jusqu'à parfaite guérison. Autant qu'il est possible, on doit prendre de l'exercice à pied ou à cheval, en voiture ou dans une gondole, lorsqu'on fait usage des délayans. On doit boire et manger très modérément. C'est au malade à connaître la disposition de son estomac; s'il le sent relâché, il discontinura pendant quelques jours l'usage de ces remèdes; cependant si le malade est sujet aux sueurs, il doit prendre très peu de délayans et suivre un régime tonique et stomachique.

Quand vous tomberez malade, suivez la médecine expectante, ayez grande confiance dans la nature; si vous n'en avez pas, elle pourra vous en punir en souffrant qu'un médecin vienne trancher le fil de vos jours, au moyen d'un remède qu'il croira efficace, ce qui est arrivé plusieurs fois, à ma connaissance.

Lors de ma pratique, tous mes malades furent enchantés de ma nouvelle méthode et de ma franchise. C'est par les délayans et par le régime indiqué ci-dessus que j'ai contribué à des guérisons miraculeuses, de toute espèce. Il y a même des maladies regardées comme incurables qui peuvent être guéries en suivant la méthode en question.

J'ai traité avec succès les maladies vénériennes, au moyen des remèdes mercuriels et des sudorifiques. Je crois qu'on ferait bien de s'en tenir uniquement à ces derniers qui m'ont très bien réussi, en les faisant prendre comme délayans. Le mercure occasionne quelquefois de funestes effets en ceux qui en ont fait usage : au reste, les anciens ne se servaient que des sudorifiques pour guérir ces sortes de maladies; c'est pourquoi nous pouvons les imiter. Il n'est question ici que de la vérole. Quant à la gonorrhée, la nature la guérit sans aucun remède ; il est nécessaire seulement de marcher peu, d'être sobre, continent, de s'abstenir de vin et de toute autre boisson fermentée, ainsi que du café, et on parvient à la guérison en moins d'un mois. J'ai donné ces conseils à maintes et maintes personnes des deux sexes, atteintes de cette maladie, qui les ont suivis et ont parfaitement guéri en peu de temps. Si on consulte un homme de l'art, il pourra ordonner des injections, des remèdes mercuriels, etc., qui peut-être prolongeront la maladie et pourront tracer la route du tombeau.

Des maladies nerveuses et vaporeuses des deux sexes.

Il n'entre point dans mon plan de traiter en particulier d'un grand nombre de maladies. Celles connues sous le nom d'affections nerveuses et vaporeuses des deux sexes, ont des symptômes si bizarres, effrayans, tellement inquiétans, et deviennent de jour en jour si fréquentes, qu'elles ont spécialement fixé mon attention.

Pour découvrir les causes éloignées et immédiates de ces maladies, j'ai fait en sorte de lever un peu le voile mystérieux dont la nature se plaît à couvrir sa marche et ses opérations. Avant de mettre sous les yeux de mes lecteurs mes propres observations à ce sujet, il est nécessaire de décrire ici les symptômes des maladies en question, et je ne puis mieux faire que de les rapporter tels qu'ils sont dans le traité des affections vaporeuses des deux sexes, par le docteur Pomme (1).

Définitions des affections vaporeuses avec l'exposition de leurs symptômes.

« J'appelle *affection vaporeuse*, cette affection « générale ou particulière du genre nerveux qui en « produit l'irritabilité et le racornissement; elle « est appelée *hystérique* chez les femmes, parce que « les anciens regardaient les différens dérangemens « de la matrice comme l'unique cause de ces mala- « dies. On l'appelle *hypocondriaque* chez les hom- « mes ou *mélancolique*, parce que les mêmes au- « teurs en ont établi la cause dans les hypocondres « et dans les viscères du bas-ventre.

« L'énumération des symptômes est aussi vague « qu'elle est étendue. Le Protée dans ses métamor- « phoses, suivant l'expression de Sydenham, et le

(1) Traité des affections vaporeuses des deux sexes, ou maladies nerveuses, vulgairement appelées maux de nerfs, par M. Pomme, médecin consultant du roi, nouvelle édition, augmentée et publiée par ordre du gouvernement, in-4°, 1782, pag. 1re.

« Caméléon, sous ses différentes couleurs, n'expri-
« ment encore que faiblement leur variété et leur
« bizarrerie. La tête est plus ou moins affectée; on
« y ressent une pesanteur qui en gêne les fonctions,
« et quelquefois une douleur très vive, peu étendue,
« que l'on nomme *clou hystérique* chez les femmes.
« Plusieurs personnes sont incommodées des batte-
« mens des artères temporales; d'autres se plaignent
« d'un froid au sommet de la tête : la plupart ont
« des sifflemens dans les oreilles, des vertiges, des
« frayeurs, des terreurs paniques, des tremble-
« mens ou trémoussemens de tout le corps, des
« lassitudes, des douleurs, des engourdissemens,
« etc. La tristesse, la mélancolie et le décourage-
« ment empoisonnent tous leurs amusemens; leur
« imagination se trouble; elles crient, chantent,
« rient et pleurent sans sujet. Elles rendent des
« vents par la bouche, acides ou nidoreux; elles
« ont un crachottement incommode, et quelquefois
« mal aux dents : la plupart sont exposées à des suf-
« focations alarmantes; quelques-unes éprouvent
« une toux sèche qui devient convulsive. L'hémop-
« tysie, le hocquet, les palpitations de cœur, sont
« ici très communes; elles sont quelquefois si vio-
« lentes, qu'on peut les entendre auprès de quel-
« ques personnes maigres. On sent encore des bat-
« temens au bas-ventre, que l'on rapporte à la
« céliaque, à la mésentérique supérieure ou à
« l'aorte; leur pouls est petit, inégal, intermittent
« et même effacé dans quelques paroxismes; la fiè-
« vre survient quelquefois, mais rarement. Les

« malades se plaignent communément des anxiétés « et des nausées, et sont tourmentés par le vomis- « sement qui approche quelquefois, par sa violence, « de la passion iliaque; on sent un grouillement, « des tiraillemens et des douleurs dans les entrailles, « même des plus aiguës; le ventre, dans ces cir- « constances, est dur et élevé; plusieurs disent y « sentir le mouvement, de bas en haut, d'une sorte » de boule. Cette ondulation a imité plusieurs fois « (ainsi que je l'ai observé moi-même) celle d'un « serpent, et se fait sentir du bas-ventre à la gorge, « qui en souffre un étranglement plus ou moins « violent. Le cours de ventre ou la constipation, « les urines limpides, leur suppression totale ou « leur rétention, sont encore des symptômes fami- « liers aux deux affections, de même que le froid et « le chaud qui se succèdent : ce dernier se fait par- « ticulièrement sentir au dos, qui est souvent le « siége de très grandes douleurs. Les malades se « plaignent aussi de crampes et d'inquiétudes aux « jambes qui troublent leur repos; on voit enfin « sur ces parties des enflures qui, le plus souvent, « ne reçoivent pas l'impression du doigt, et que le « lit ne dissipe pas.

« Tels sont les symptômes les plus ordinaires qui « caractérisent les affections vaporeuses de l'un et « l'autre sexe, et qui les confondent tellement en- « semble, au rapport de Sydenham, qu'on a de « la peine à les distinguer.

« Mais l'affection hystérique a des paroxismes « dont le retour est quelquefois régulier, et qui se

« reconnaissent à des symptômes particuliers; ils se « manifestent communément par un resserrement « ou étranglement à la gorge, par la difficulté « d'avaler, par la perte de la parole, par la suffo- « cation, par une sorte de sommeil profond qui « prive les malades de tout sentiment; elles perdent « quelquefois la connaissance aussi subitement que « dans l'apoplexie, ce qui en impose plus d'une fois « à ceux qui négligent d'examiner alors l'état de « la mâchoire qui est en convulsion dans l'accès « hystérique ; celui-ci est quelquefois suivi des « convulsions les plus terribles, peu différentes « des épileptiques; dans cet état les muscles de la « respiration et du bas-ventre essuient les plus « rudes secousses, et ces derniers s'élèvent prodi- « gieusement.

« Il ressemble encore quelquefois à la syncope, « mais la pâleur du visage et les sueurs froides peu- « vent distinguer cette dernière, qui, d'ailleurs, est « fort courte, quel qu'en soit l'événement, pendant « que l'accès hystérique peut durer plusieurs jours. « Dans quelques femmes le pouls est totalement « éclipsé, et la respiration se fait d'une manière si « insensible, qu'elle ne ternit point la glace, et n'é- « branle point la flamme d'une bougie qu'on pré- « sente au nez; la roideur du corps les a fait passer « pour mortes plus d'une fois, et il peut arriver « de cette méprise, le plus affreux de tous les « malheurs.

« Plusieurs hystériques, quoique sans mouve- « ment et sans parole, entendent tout ce qu'on dit,

« et voient même tout ce qu'on fait auprès d'elles ; « on en a vu revenir par un mouvement de colère « contre ceux qui voulaient faire quelque chose qui « leur déplaisait : une entr'autres, citée par un au- « teur célèbre, à laquelle on voulait appliquer des « vésicatoires, qu'elle avait en aversion, prit si bien « ses dimensions, qu'elle appliqua le plus vigoureux « soufflet à son chirurgien, et ce qu'il y a de surpre- « nant, c'est qu'elle retomba dans son premier état.

« Vésale voulut disséquer le prétendu cadavre « d'une femme qui était depuis long-temps dans une « pareille syncope ; la fin de son attaque approchait « sans doute, elle se plaignit vivement au premier « coup de scalpel, ce qui causa une double frayeur « à l'anatomiste, qui quitta l'Espagne pour se mettre « à l'abri de l'inquisition. Asclépiade fut plus heu- « reux : il rencontra le cadavre d'une femme qu'on « portait au tombeau ; il s'en approcha et reconnut « qu'elle n'était pas morte, mais qu'elle était en « syncope. J'ai vu moi-même, dit M. Raulin, des « syncopes durer près d'un jour, et moi j'ajoute en « avoir vu durer plusieurs jours de suite ; il retarda « les funérailles d'une fille du peuple, parce que sa « couleur n'était pas tout-à-fait changée : elle se « rétablit quelques heures après. La demoiselle « qui fera ci-après le sujet de la première obser- « vation aurait été enterrée plusieurs fois, si on « ne se fût pas familiarisé avec ses attaques hysté- « riques.

« On voit par ces exemples combien il faut être « sur ses gardes dans les maladies vaporeuses, pour

« ne pas confondre avec les morts des personnes « vivantes.

« L'accès hystérique se montre souvent sous un « période réglé qui se termine quelquefois par les « sueurs, encore plus souvent par les urines; il peut « durer plusieurs jours; les malades qui en sortent, « poussent de longs soupirs, et font quelquefois « mille gestes ridicules, avec des éclats de rire; lors- « que la raison leur est revenue, elles se plaignent « d'une pesanteur douloureuse et d'un embarras à « la tête; elles sentent un grand accablement et tout « le corps brisé. Tels sont les bizarreries et les ca- « prices par où se montrent les affections vaporeu- « ses, tant hystériques qu'hypocondriaques. Si l'on « remarque quelques différences entr'elles, ce sera, « si l'on veut, dans l'affection hypocondriaque, qui « rarement est portée à ce haut degré de force; mais « en revanche elle est plus difficile à guérir. »

Causes des affections vaporeuses.

« Leur cause prochaine et immédiate, continue « Pomme (1), a déjà souffert beaucoup de contra- « dictions. Chaque auteur qui a écrit sur cette ma- « ladie en a marqué une particulière. Sydenham éta- « blit pour cause le cours irrégulier des esprits ani- « maux. Hoffman l'attribue à la tension spasmodique « des nerfs, provenant du vice de la matrice chez « les femmes; et chez les hommes, il accuse le mou- « vement péristaltique des boyaux renversés. M. Rau-

(1) Voyez traité ci-devant cité, pag. 6.

« lin reconnaît le même vice des nerfs, qu'il appelle « *sensibilité du genre nerveux* ou son *irritabilité;* « mais ne le croyant pas sans doute suffisant pour « produire tant de symptômes variés, il y joint en « même temps l'obstruction particulière de chaque « viscère du bas-ventre. »

On voit par ces citations qu'il n'est nullement question des humeurs morbifiques que j'ai reconnues pour une des causes prochaines et immédiates des affections vaporeuses, ainsi que je vais l'expliquer plus bas. Le docteur Pomme attribue les affections nerveuses des deux sexes au desséchement et même au racornissement des nerfs; cependant on voit tous les jours des personnes qui ont beaucoup d'embonpoint être atteintes de cette maladie; c'est pourquoi on peut refuser, avec juste raison, d'adopter l'opinion de ce docteur qu'il appuye sur la manière dont il a traité avec succès divers malades : il leur a ordonné l'eau de poulet ou l'eau de veau, dont ils ont pris abondamment; par ce moyen, ils sont parvenus à une parfaite guérison. On ne doit pas inférer de ce succès que ces maladies proviennent du racornissement du genre nerveux; si ces malades ont guéri par ce traitement, c'est parce que les délayans suffisent pour guérir toutes les maladies curables, ainsi que je l'ai dit antérieurement dans cet ouvrage. La recherche que j'ai faite des causes de ces maladies, le soin que j'ai eu de connaître le régime des malades étant en santé, l'examen des différentes situations où ils se sont trouvés lors des paroxismes, m'ont fait découvrir que ces maladies proviennent d'humeurs morbifiques répandues dans tout l'individu ; partie de ces humeurs circule aisément avec le sang, d'autres deviennent stagnantes et gênent beaucoup la circulation ; il y en a même qui contractent des adhérences aux parties souffrantes où elles acquièrent avec le temps un certain degré de concrétion. J'ai vu plusieurs vaporeux, qui, lorsqu'ils remuaient la tête, entendaient, ainsi que ceux qui étaient auprès d'eux, un craquement qui avait lieu dans les ligamens et autour des vertèbres du col. Dans ces maladies, les méninges et la substance même du cerveau souffrent beaucoup par la présence des humeurs en question. La cause de ces humeurs se trouve dans l'excès du boire et du manger, particulièrement dans celui de la boisson aux repas ou après les repas. Il y a beaucoup de personnes qui prennent un grand verre d'eau incontinent après avoir mangé, quoiqu'elles aient bu suffisamment en mangeant, disant que cela fait faire la digestion. Ce régime n'est pas salutaire, il occasionne quelquefois des maladies graves, comme l'hydropisie acite, l'anasarque et autres espèces d'hydropisies, les vapeurs hystériques, l'hypocondrie et autres maladies qui peuvent provenir de l'excès de fluidité dans les humeurs. L'épilepsie est une de celles qui proviennent de cet excès ; elle a beaucoup de connexité avec les affections vaporeuses des deux sexes. Les causes que j'assigne à ces maladies, en disant qu'elles proviennent d'humeurs morbifiques, telles que je viens de les décrire, ne sont pas conjecturales, elles sont basées sur l'expérience et sur des faits qui frappent de temps à autres l'observateur attentif. J'ai vu un père de famille qui avait trois enfans mâles, âgés de six à huit ans : ces petits garçons, après leurs dîners et soupers, passaient souvent dans la cuisine où il se délectaient à boire du cidre doux, outre mesure : deux d'entr'eux devinrent hypocondriaques, et l'ont été une grande partie de leur vie. M. Létourneau, notaire à Civrai en Poitou, fut atteint de cetté maladie pour s'être habitué à prendre un fort verre d'eau après ses repas, croyant que cela facilitait la digestion ; je puis en dire de même de madame Truguet (1) : cette dame expectorait journellement d'abondantes pituites, elle était sujette à des vapeurs hystériques très graves. Un jour elle dit devant moi qu'elle buvait beaucoup d'eau, parce que cela faisait faire la digestion; à cette époque j'étais dans la finance, et n'avais pas encore fait mes cours de médecine; quoiqu'il en soit, j'étudiais depuis longtemps les causes des effets et la marche de la nature relative aux maladies. Je dis à cette dame que la première cause de la sienne se trouvait dans son régime, qu'elle prenait beaucoup trop de boisson; et quoique je ne fusse pas médecin, elle prêta l'oreille à mes conseils, qu'elle suivit de point en point : je lui conseillai de boire beaucoup moins à ses repas, de prendre des délayans le matin à jeun, et jamais autrement; de faire de l'exercice au moins une

(1) Mad. Truguet, épouse de M. Truguet, juge à Château Renault en Touraine.

heure chaque jour. La maladie était tellement invétérée qu'elle fut deux ans à guérir, pendant lequel temps elle rendit par l'expectoration une quantité abondante d'humeurs morbifiques, les paroxismes devenaient chaque jour moins fréquens; enfin cette dame recouvra une parfaite santé.

J'ai remarqué, ainsi que presque tous les médecins, que les hypocondriaques crachent beaucoup; la cause immédiate de cette disposition se trouve dans un excès de fluidité dans les humeurs, et cet excès ne peut provenir que de celui de la boisson. Demandez à vos médecins les moyens curatifs de l'hypocondrie, la plupart vous diront que cette maladie est incurable ; et cependant, pour parvenir à sa guérison, il n'est question que d'ordonner aux malades le même régime que suivit madame Truguet dont je viens de faire mention ci-dessus.

Lors de ma pratique, les anti-spasmodiques, comme les pilules de cynoglosse, la teinture de castoreum, l'esprit de sel ammoniac, ni aucun autre médicament pharmaceutique, n'ont entré dans les moyens curatifs que j'ai employés pour guérir toute espèce de maladies nerveuses des deux sexes. Je m'en suis toujours tenu aux délayans. J'ai trouvé des malades qui ont été surpris de ce que je n'employais que ce dernier moyen, joint à un exercice modéré, pour guérir des maladies aussi graves; notamment un négociant de Paris, qui avait, depuis long-temps, une maladie nerveuse qui l'empêchait de se livrer aux affaires du cabinet. Il fit, pendant huit mois, usage de délayans, de la manière que j'ai ci-devant indiquée; dès la première quinzaine les facultés intellectuelles se trouvèrent dans un bien meilleur état; presque chaque jour il prenait, pendant environ une heure et demie, de l'exercice à cheval; enfin, la maladie vaporeuse disparut, à la grande satisfaction du malade et de tous ceux qui l'environnaient. Ils me donnèrent mille témoignages de reconnaissance d'être parvenu à la cure de cette maladie par des moyens aussi simples et sans avoir eu recours à aucun médicament pharmaceutique; la surprise et la gratitude de ce Monsieur furent d'autant plus grandes, que plusieurs médecins avaient échoué dans l'entreprise de sa guérison.

Je deviendrais trop prolixe et je passerais les bornes que je me suis prescrites, si je faisais le détail de toutes les maladies que j'ai guéries (1) en employant seulement les délayans pour aider la nature.

Les maladies nerveuses sont quelquefois très opiniâtres; cela dépend du degré d'ancienneté, de leur cause éloignée, et de la masse des humeurs morbifiques. Tel peut souffrir à 30 ou 40 ans les premiers symptômes de cette maladie, dont la première bulle des humeurs en question se sera formée dans son individu dès l'âge de huit à dix ans; si on suit un régime propre à occasioner ces sortes d'humeurs, elles se cumulent peu à peu dans le sujet sans qu'il en soit incommodé que long-temps

(1) Si je m'exprime ainsi, c'est pour me conformer à l'usage adopté par mes confrères qui disent : J'ai guéri telles maladies, tandis que c'est la nature et non eux ni leurs médicamens.

après; elles s'identifient avec les muscles, les tendons, et se répandent dans presque tout l'individu si elles sont en grande quantité, et obstruent les vaisseaux. Il résulte de ces obstructions que les nerfs ne reçoivent plus le fluide qui leur est propre; c'est alors que la maladie se manifeste par quelques-uns des symptômes décris ci-dessus; les malades se trouvent dans un état spasmodique, attendu que les difficultés que le sang éprouve à circuler, sont presque toujours les seules causes des convulsions.

L'opinion que j'ai établie pag. 21, où je dis que les humeurs morbifiques deviennent non-seulement stagnantes, mais adhérentes aux parties souffrantes, où avec le temps elles acquièrent un certain degré de concrétion, n'est pas conjecturale, mais bien réelle, car j'ai vu un malade hypocondriaque qui, en faisant usage des délayans, ma panacée universelle, ainsi que je le lui avais conseillé, sentait des humeurs se détacher avec bruit, des différentes parties de la tête, du col, des épaules, ainsi que du thorax, et qu'il expectorait abondamment, ce qui eut lieu pendant plusieurs années avant de parvenir à une guérison radicale. La nature mettait de temps à autres des intervalles de plusieurs mois dans ces évacuations; ce fait nous fait voir qu'elle est quelquefois très lente dans ses opérations, et que sa lenteur ne doit pas faire perdre l'espoir de la guérison.

C'est sans doute cet état de sécheresse des humeurs morbifiques qui a fait croire au docteur Pomme (1) que les maladies en question provenaient du racornissement des nerfs ; ils peuvent bien être lésés par cette sécheresse sans être racornis ; car s'ils l'étaient, je pense que les malades se trouveraient dans une aliénation mentale absolue. La chaleur naturelle de l'individu et l'adhérence de ces humeurs sont les causes de leur sécheresse ; en outre, leurs parties les plus ténues s'évaporant par la transpiration, les solides se ressentent de cette sécheresse.

Pomme, dans son traité, nous cite un abbé qui surnageait dans le bain, et il attribue ce surnagement à la sécheresse du malade qui était vaporeux. Ce docteur s'est trompé dans cette conjecture, attendu que ce surnagement était dû à la nature des humeurs morbifiques qui occasionaient la maladie, lesquelles participaient beaucoup de la salive qui est une humeur récrémentitielle, remplie d'air (2). J'ai vu de même un malade surnager ainsi : il fit le remède, suivit le régime que j'indique ; cela, pendant près d'un an, lui fit rendre baucoup de salive, et enfin il parvint à une guérison parfaite. Je n'omettrai pas de dire qu'il prit à ses repas beaucoup moins de boisson qu'avant d'être atteint de cette funeste maladie nerveuse.

Tous ceux qui feront usage de mon remède universel (je parle des délayans), doivent faire attention, les jours qu'ils le prendront, à boire un peu

(1) V. Traité des affections nerveuses, par Pomme, édit. in-4°, 1782.

(2) V. Élémens d'histoire naturelle et de chimie, par M. de Fourcroy, édit. de 1789, tom. 4, pag. 357.

moins que de coutume lors de leurs repas. On ne doit boire qu'en raison de ce qu'on mange, et il est peu d'adultes à qui un demi-litre de boisson ne soit suffisant à son dîner.

Il est aisé de concevoir que des alimens noyés dans l'estomac par un excès de boisson ne peuvent produire qu'un chyle dépravé, impropre à être converti en un sang benin ; il sera chargé d'un excès de parties céreuses que la nature laissera se convertir en humeurs morbifiques qui occasionneront différentes maladies, soit les vapeurs ou autres. A ces humeurs se joindront d'autres causes qui détermineront le caractère de ces maladies. Ces causes seront le plus ou le moins de chaleur de l'individu, le degré d'exercice qu'il prendra, sa disposition à la sensualité et à satisfaire ses goûts pour la bonne chère, les liqueurs spiritueuses qui sont toutes des poisons agréables, l'excès du sommeil et celui du travail et du mouvement; enfin les passions de l'âme contribuent aussi à la modification de nos humeurs.

J'ai dit que l'excès de la boisson, même de l'eau commune, était une des causes éloignées des maladies nerveuses, néanmoins tel peut donner dans cet excès de l'eau sans en être incommodé, attendu que la nature trouve en lui les moyens d'opérer la sécrétion et l'excrétion de cet excès de boisson; et elle ne les trouve pas dans tel autre, parce que toutes les idiosyncrases sont différentes.

Plusieurs autres causes peuvent contribuer à occasioner des maladies nerveuses, comme les saignées; elles oblitèrent les vaisseaux, donnent de la force à l'ennemi en lui abandonnant le champ de bataille, affaiblissent la vue et les autres organes. Les boissons malsaines sont aussi une des causes éloignées des affections nerveuses des deux sexes. J'ai eu occasion d'habiter Laval pendant plusieurs années : c'est un pays de cidre, et j'ai remarqué que ces affections étaient, en quelque sorte, une maladie endémique à ce pays. Il y a un grand nombre de personnes qui en sont affectées, attendu que le peuple fait usage du cidre presqu'aussitôt qu'il est entonné et avant qu'il ait déposé sa partie mucilagineuse ; de sorte que cette boisson, dans cet état, est très malsaine. Joint à cela, il y en a qui en boivent outre mesure. Elle circule difficilement, elle devient stagnante, occasionne des embarras dans les vaisseaux, ainsi que des humeurs morbifiques qui, avec le temps, pénètrent de toutes parts, tant dans les viscères que dans les autres parties du corps, où elles acquièrent les mêmes modifications que celles que j'ai décrites page 21.

M. de Fourcroy, dont je viens de citer l'ouvrage, nous dit qu'il se forme quelquefois des concrétions salivaires dans les canaux destinés à porter la salive dans la bouche ; que cette humeur paraît contenir un sel ammoniacal, puisque la chaux et les alcalis fixes caustiques en dégagent une odeur piquante et urineuse.

J'ai dit que les humeurs morbifiques qui occasionnent les affections nerveuses ont beaucoup d'analogie avec la salive, et qu'il en résulte quelquefois des concrétions en différentes parties du corps.

Mon opinion est appuyée par le passage que je viens de citer, de l'ouvrage du docteur de Fourcroy. Les vaporeux des deux sexes ont communément en eux une grande quantité de ces espèces d'humeurs, qui participent de la salive, spécialement ceux qui boivent de l'eau commune par excès. Il y a beaucoup de personnes qui ne savent pas suivre un régime convenable, et qui ne font pas attention qu'on peut donner dans l'excès de l'eau comme dans celui du vin ou de toute autre boisson fermentée.

Ceux affectés de maladies nerveuses sont sujets au spasme, et l'état spasmodique est presque toujours occasioné par la difficulté que le sang rencontre à circuler; ce sont les humeurs en question qui gênent extrêmement sa circulation; ceux qui ressentent des convulsions doivent s'y prêter un peu, cela facilitera la circulation du sang. On voit quelquefois des épileptiques qui se frappent légèrement la tête par terre après être tombés, cela provient de ce que, dans ce cas, ils sentent un certain soulagement qui provient de la circulation du sang qui se trouve facilitée par de semblables mouvemens.

Les causes éloignées des maladies nerveuses admises par le docteur Pomme, sont bien différentes de celles dont je viens de faire la description; si ces sortes de maladies sont devenues communes, il en trouve la cause (1):

(1) Traité des affections nerveuses, p. 578.

« 1° Dans l'amour des sciences et la culture des « lettres beaucoup plus répandues. Cette foule de « presses qui roulent continuellement en Europe, « cette immensité d'ouvrages qui en sortent tous « les jours, supposent nécessairement une multi-« tude d'hommes qui n'ont peut-être point les at-« tributs des savans, mais qui sont plus ou moins « exposés aux maux qu'ils éprouvent. Tant d'auteurs « font éclore une foule de lecteurs; et une lecture « continue produit toutes les maladies nerveuses : « peut-être que de toutes les causes qui ont nui à « la santé des femmes, la principale a été la mul-« tiplication infinie des romans depuis cent ans. Dès « la bavette jusqu'à la vieillesse, elles les lisent « avec une si grande ardeur, qu'elles craignent de « se distraire un moment, ne prennent aucun mou-« vement, et souvent veillent très tard pour satifaire « cette passion, ce qui ruine absolument leur santé; « sans parler de celles qui sont elles-mêmes auteurs, « et ce nombre s'accroît tous les jours. Une fille « qui, à dix ans, lit au lieu de courir, doit être, à « vingt ans, une femme à vapeurs, et non une bonne « nourrice;

« 2° Un plus grand usage des eaux chaudes, le « café, le chocolat, le thé, etc. Pour donner une « juste idée des effets de ce dernier, je dirai qu'nn « Anglais de réputation, employé à Londres dans « l'inspection des magasins de la compagnie des « Indes, m'a appris que les malheureux ouvriers « qui sont destinés au service du thé, perdent en « peu d'années, à cet exercice, l'usage de leurs

« bras, qui se dessèchent, s'atrophient et deviennent enfin paralytiques.

« Une société savante, établie en Hollande, invite aujourd'hui les médecins à donner la raison « pourquoi les maux de nerfs sont devenus si communs dans les Provinces-Unies. Nous répondrons « que c'est l'abus du café et du thé, qui en est la principale cause. Les Anglais, tout aussi infectés de ce « terrible mal, proposent la même question dans « leurs académies, et nous répondrons encore : le « café et le thé. On ne saurait comprendre combien « la dégénération actuelle, tant au physique qu'au « moral, doit au grand usage de ces sortes de boissons;

« 3° L'augmentation du luxe qui entraîne une vie « beauccup plus molle pour les maîtres et pour les « domestiques, et qui a multiplié prodigieusement « le nombre des arts sédentaires, dont l'établissement si vanté a ruiné tout à la fois l'agriculture « et la santé. J'ai vu, dit M. Tissot, dans ce pays, « quelques villages dont tous les habitans, occupés « aux ouvrages de futaillerie, passaient leur vie « à aller couper les arbres dans les forêts, à les « mettre en œuvre, à conduire leurs ouvrages sur « les marchés, et c'était le canton du pays où l'on « trouvait les hommes les plus beaux, les plus forts, « les mieux portans et les plus à leur aise. Il y a « trente ans qu'il s'y établit quelques lapidaires, la « quantité d'argent augmenta et séduisit : la lapidomanie gagna, la futaillerie tomba ; la vie sédentaire succéda à la vie active, des mercenaires « étrangers sont venus travailler leurs terres ; la

« nouvelle profession a perdu de sa vogue : c'est « aujourd'hui le quartier du pays (en Suisse) qui « a le plus dégénéré, et l'aisance s'en éloigne pour « n'y revenir peut-être jamais, parce qu'elle fuit « les contrées où les hommes sont faibles et oisifs. »

M. Pomme continue. « Plusieurs ordres de gens qui « se servaient eux-mêmes, il y a trente ans, se font « servir aujourd'hui. Ceux qui allaient à cheval vont « en voiture ; ils trouvent même le cahotement des « voitures publiques trop rude, et les derniers ar- « tisans ne voyageront bientôt plus que dans des « carosses à ressorts bien lians. On demeure beau- « coup plus en ville qu'on ne faisait ; le mot vague « d'éducation a frappé les oreilles, et, sans savoir « quelles idées on y attachait, on est venu en ville « donner de l'éducation à ses enfans : ils y ont « perdu leur santé, et trop souvent peut-être leurs « vertus. Qu'ont-ils acquis en échange ?

« 4° Plus de passions. Le luxe et la vie de la ville « les mettent nécessairement en jeu ; ils augmen- « tent la vanité, la cupidité, l'ambition, la jalousie, « passions nuisibles qui détruisent la santé et pro- « duisent tous les maux de nerfs ; ils diminuent les « liaisons, l'amitié, la gaîté qui font tant de bien ;

« 5° Un goût d'assaisonnement dans la cuisine, « beaucoup plus échauffant, ce qui use nécessaire- « ment les organes, jette dans la faiblesse, la fièvre « lente, tous les maux de nerfs ;

« 6° Une dégénération qui est inévitale. Les « enfans se ressentent des maux de leurs pères ; « nos aïeux ont commencé par s'écarter un peu du

« genre de vie le plus salutaire : nos grands pères « sont nés un peu plus faibles, ont été élevés plus « mollement, ont eu des enfans encore plus faibles « qu'eux, et nous, quatrième génération, nous ne « connaissons plus la force et la santé que chez les « vieillards octogénaires, ou par ouï-dire. Il faudrait, « pour nous les rendre, une conduite raisonnée, « qu'on ne peut point espérer, ou quelques siècles « de barbarie, qu'on n'ose pas même désirer;

« 7° Les influences des maladies secrettes, et ces « différentes préparations mercurielles, nouvelle-« ment imaginées par la cupidité, dont on abuse « d'autant plus, qu'elles dispensent de toute ser-« vitude;

« 8° L'abus des remèdes pharmaceutiques; la « diète et l'eau suffisaient autrefois pour une légère « indisposition, et quelquefois pour les plus graves : « aujourd'hui on saigne, on purge, et si cette pre-« mière purgation opère bien, on y revient plusieurs « fois. On paye le tribut à la médecine en naissant : « la dentition, la rougeole, la petite vérole et les « autres maladies de l'enfance, sont toutes autant « d'assauts à soutenir contre elle. C'est ainsi que le « corps s'altère de fort bonne heure, ses organes « irrités se détraquent, et on est vaporeux avant « l'adolescence sans le savoir;

« 9° Les méprises des médecins dans la distinction « des maladies nerveuses avec tant d'autres dont elles « empruntent souvent le caractère. Que d'écarts dans « la pratique! Que de maux aggravés, défigurés ou « méconnus! J'en suis coupable tout comme un

« autre ; ces écarts sont d'autant plus communs, « que plusieurs d'entre nous méconnaissent non- « seulement ces maladies, mais encore ils en font « gloire. Il a été un temps où tout vaporeux invétéré « était livré aux anti-scorbutiques les plus âcres ; les « anti-scrophuleux prirent ensuite la place de ceux-ci; « les mercuriaux sont à présent les remèdes du jour.

« 10° Les charlatans et ce nombre de remèdes « empiriques si vantés pour les vapeurs, dont on « tolère le débit, les opiats, électuaires, élixirs, « poudres, etc.

« Telles sont les sources qui ont produit les ma- « ladies nerveuses; ce sont elles qui les entretiennent « en perpétuant la contagion. Si l'on considère leurs « effets, on verra clairement qu'elles provoquent « l'évaporation du fluide nerveux, et qu'elles des- « sèchent ainsi la fibre; d'où s'ensuit la roideur des « nerfs, et leur racornissement, quand cette cause « est portée à son plus haut degré. »

Je ne suis nullement disposé à vouloir fronder les opinions du docteur Pomme, par lesquelles il nous signale les causes éloignées des maladies nerveuses ; quoi qu'il en soit, j'ai vu un grand nombre de vaporeux des deux sexes, et aucuns ne s'étaient livrés, ni à la culture des sciences ni à la lecture ; ils faisaient rarement usage du café, du chocolat, du thé. Quant à cette dernière boisson, elle a toujours été regardée comme très salutaire. Plusieurs auteurs, et notamment M. Lieutand (1), en

(1) Matière médicale de M. Lieutand, médecin des enfans de France, 1766 ; pag. 546.

on fait un bel éloge; néanmoins si on en faisait un usage immodéré, elle occasionnerait de funestes effets, une transpiration trop abondante, le sang deviendrait trop épais par l'évaporation de la partie lymphatique, l'étisie s'ensuivrait; telles seraient les suites de l'excès du thé.

J'ai eu soin de m'assurer du régime que suivaient depuis long-temps ceux qui étaient affectés de maladies nerveuses, et j'ai été convaincu qu'ils donnaient tous dans l'excès de la boisson, même de l'eau commune, ainsi que je l'ai dit antérieurement. C'est pourquoi, si le racornissement du genre nerveux est une des causes immédiates des affections vaporeuses, ainsi que M. Pomme en est persuadé, on ne doit pas croire que ce soit l'unique cause de ces maladies, et on doit faire attention que l'excès de fluidité dans les humeurs, le relâchement de la fibre et des nerfs, les obstructions dans les vaisseaux et des viscères, les difficultés, sur-tout, que le sang éprouve à circuler, doivent être aussi admis au nombre des causes qui les occasionnent. Il est difficile d'exprimer les secousses, les agitations, l'anxiété, le spasme qui résultent des obstacles que le sang rencontre dans sa circulation. Les malades vaporeux doivent réfléchir sur les causes qui ont pu occasioner leur maladie; si c'est l'excès de la boisson, ils doivent y renoncer. Dans tous les cas, il y a obstruction dans les vaisseaux, c'est pourquoi ils doivent faire, à jeun, un usage modéré des délayans, et suivre le régime que j'ai indiqué page 10.

Observations sur mes opinions anti-médicinales.

Il est surprenant que, chez une nation éclairée, on n'ait pas reconnu que la saignée est une erreur funeste, et que sur un qu'elle soulagera, il y en aura cent qu'elle conduira au tombeau, ou à qui elle occasionnera des infirmités graves. J'ai vu de funestes effets de ce remède, entr'autres un homme (1) auquel il y a environ huit ans on appliqua plusieurs sangsues; lorsqu'elles opéraient, il sentait sa vue s'affaiblir extrêmement; enfin le soir il était aveugle, et l'a toujours été depuis. J'en connais un autre, qui, pendant sa jeunesse, a été saigné sept à huit fois du côté droit, et il est devenu borgne du même côté. On ne fait pas attention que le sang est l'essence de notre individu; c'est lui qui guérit les maladies, bien loin de les occasioner; par sa circulation rapide, il a la propriété de désobstruer les vaisseaux et d'opérer la sécrétion et l'excrétion des humeurs morbifiques par des milliers d'émouctoires que la nature nous a donnés à cet effet. Au moyen des délayans, on augmente son volume, et conséquemment sa puissance. Ainsi tant qu'on opérera l'extraction du sang, soit par la lancette ou par les sangsues, on ne fera que donner de la force aux humeurs morbifiques, on affaiblira les malades, on les disposera à des maladies ultérieures, et quelquefois on les conduira au trépas.

(1) Cet homme, qui est cultivateur, vit encore; il se nomme Deloumeau, et demeure au hameau de Gourjanderies, commune de Bouchemaine, département de Maine-et-Loire.

On me dira que les délayans ne conviennent pas aux malades qni sont dans l'atonie. Vous leur en donnerez très peu, vous suivrez la médecine expectante. Il ne sera pas nécessaire d'avoir recours aux boutiques des apothicaires. Vous trouverez dans une bonne cave et une bonne cuisine tous les restaurans qui leur conviendront, en usant du tout très modérément.

Lorsque l'ennemi cède, on est quelquefois plus mal qu'avant, c'est pourquoi on ne doit pas s'effrayer. Dans tous les cas de maladie, ne craignez pas la mort, si vous la craignez, vous enverrez chercher votre docteur qui, au moyen d'une ordonnance, pourra la faire venir de chez l'apothicaire.

Tel tombe malade. Si la nature a prononcé son arrêt de mort de la maladie dont il vient d'être affecté, les meilleurs remèdes du médecin ne pourront empêcher l'exécution de cet arrêt. Si, au contraire, la nature est disposée à rétablir le malade, on doit la laisser agir; ne pas interrompre sa marche en la violentant par des purgatifs, ou en l'affaiblissant par des saignées ou des sangsues; suivre la médecine expectante et le régime que j'ai indiqué. On voit aisément que, dans le premier cas, il est inutile d'appeler le médecin; dans le second, il est dangereux, attendu que ce docteur pourra se tromper en ordonnant des médicamens pharmaceutiques qu'il croira salutaires, tandis qu'au contraire ils pourront prolonger la maladie en dérangeant la marche de la nature, et même plonger le malade dans le tombeau.

Sur cent adultes, il n'y en a pas quatre qui n'aient eu des diarrhées naturelles ; d'où on doit inférer que la nature sait se débarrasser des humeurs morbifiques qui gênent sa marche, sans que nous soyons obligés de faire usage de poisons que nous nommons purgatifs.

Il n'y a pas de science sur laquelle on ait plus écrit que sur la médecine, et il n'y en a pas de moins perfectionnée. Pourquoi cela ? parce que tant qu'elle sera mise en pratique par des hommes guidés par leurs propres intérêts, qu'on violentera la nature par des purgatifs, qu'on l'affaiblira par des saignées et des sangsues, jamais on ne parviendra à perfectionner l'art de guérir. Il y a un trop grand nombre de médecins et de personnes qui pratiquent quelques-unes des branches de cet art. Plus il y en aura, plus il y aura de malades, parce que tous ces artistes ne peuvent vivre qu'aux dépends des maladies d'autrui ; c'est pourquoi on doit inférer de là ce que la raison dicte. La plupart persuadent au peuple qu'on ne peut guérir sans faire usage des médicamens pharmaceutiques, funeste préjugé qui occasionne la prolongation de bien des maladies, et même la mort de grand nombre de malades. Il est rare qu'un médecin suive la médecine expectante, attendu qu'il craindrait de passer pour ignorant. Le vulgaire qui réfléchit peu, croit qu'il doit toujours débuter par ordonner quelques médicamens ou l'application des sangsues, etc.

Presque tous les médecins ont les mêmes opinions que moi sur la médecine. J'en ai conféré avec plusieurs qui en sont tous convenu. M. Tissot même (1) est très partisan des délayans. Il a dit aussi : « Si l'on ne peut pas remédier aux abus « (ceux qui regardent les charlatans ne sont pas les « seuls, et l'on ne donne pas ce nom à tous ceux « qui le mériteraient), il serait sans doute avanta- « geux de détruire tout art médicinal. Quand les « bons médecins ne peuvent pas faire autant de « bien que les mauvais de mal, il y a un avantage « réel à n'en point avoir. Je le dis avec conviction, « l'anarchie en médecine est la plus dangereuse de « toutes. Libre de toutes règles et sans lois, cette « science est un fléau d'autant plus affreux, qu'il « frappe sans cesse ; et si l'on ne peut pas réparer « le désordre, il faut défendre, sous de rigoureuses « peines, l'exercice d'un art qui devient si funeste. »

Par ce passage, vous voyez, Français, que voilà un médecin célèbre qui engage le gouvernement à défendre, sous de rigoureuses peines, l'exercice d'un art qui devient très funeste. En effet, il en résulterait un grand bien, si, par cette défense, on rétablissait l'empire de la nature usurpé par l'ignorance (2), le charlatanisme, l'erreur et la cupidité. Je vois que le plus grand bien qui résulte de la pratique de la médecine est de donner des états à un grand nombre de jeunes gens. Mais si trente mille personnes en France ont des états par la

(1) Avis au peuple sur sa santé, par M. Tissot, docteur et professeur en médecine, 1786, tom. 2, p. 312.

(2) L'ignorance invincible : la nature est tellement mystérieuse, qu'il est impossible d'acquérir une pleine connaissance de sa marche.

pratique de cet art, trente millions d'ames en souffrent.

Le temps approche où on se bornera à enseigner l'hygiène, et le gouvernement pourrait charger les prêtres de cette instruction, dont ils s'occuperaient après leurs catéchismes.

J'ai déjà dit quelque chose des opinions, sur la médecine, du philosophe de Genève; néanmoins je pense que mes lecteurs verront avec intérêt tout ce qu'il a dit sur cette matière :

« (1) Il faut que le corps ait de la vigueur pour « obéir à l'ame : un bon serviteur doit être robuste. « Je sais que l'intempérance excite les passions; elle « exténue aussi le corps à la longue; les macéra- « tions, les jeûnes produisent souvent le même effet « par une cause opposée. Plus le corps est faible, « plus il commande; plus il est fort, plus il obéit. « Toutes les passions sensuelles logent dans des « corps efféminés; ils s'en irritent d'autant plus qu'ils « peuvent moins les satisfaire.

« Un corps débile affaiblit l'ame. De là l'empire de « la médecine, art plus pernicieux aux hommes que « tous les maux qu'il prétend guérir. Je ne sais, « pour moi, de quelle maladie nous guérissent les « médecins, mais je sens qu'ils nous en donnent « de bien funestes : la lâcheté, la pusillanimité, la « crédulité, la terreur de la mort; s'ils guérissent « le corps, ils tuent le courage. Que nous importe « qu'ils fassent marcher des cadavres? Ce sont des

(1) Émile, ou de l'Éducation, par J.-J. Rousseau, édit. des Deux-Ponts, 1792, tom. Ier, pag. 47, 110 et 111.

« hommes qu'il nous faut, et l'on n'en voit point « sortir de leurs mains.

« La médecine est à la mode parmi nous; elle doit « l'être. C'est l'amusement des gens oisifs et désœu- « vrés, qui, ne sachant que faire de leur temps, le « passent à se conserver. S'ils avaient eu le malheur « de naître immortels, ils seraient les plus miséra- « bles des êtres; une vie qu'ils n'auraient jamais « peur de perdre, ne serait pour eux d'aucun prix : « il faut à ces gens-là des médecins qui les menacent « pour les flatter, et qui leur donnent chaque jour « le seul plaisir dont ils soient susceptibles, celui « de n'être pas mort.

« Je n'ai nul dessein de m'étendre ici sur la vanité « de la médecine; mon objet n'est que de la consi- « dérer par le côté moral. Je ne puis pourtant m'em- « pêcher d'observer que les hommes font sur son « usage les mêmes sophismes que sur la recherche de « la vérité; ils supposent toujours qu'en traitant un « malade on le guérit, et qu'en cherchant une vérité « on la trouve : ils ne voient pas qu'il faut balancer « l'avantage d'une guérison que le médecin opère par « la mort de cent malades qu'il a tués; et l'utilité « d'une vérité découverte par le tort que font les er- « reurs qui passent en même temps. La science qui « instruit et la médecine qui guérit sont fort bonnes « sans doute, mais la science qui trompe et la mé- « decine qui tue sont mauvaises : apprenez-nous « donc à les distinguer. Voilà le nœud de la ques- « tion. Si nous savions ignorer la vérité, nous ne se- « rions jamais les dupes du mensonge; si nous sa-

« vions ne vouloir pas guérir malgré la nature, nous « ne mourrions jamais par la main du médecin. Ces « deux abstinences seraient sages; on gagnerait évi- « demment à s'y soumettre. Je ne dispute donc pas « que la médecine ne soit utile à quelques hommes, « mais je dis qu'elle est funeste au genre humain.

« On me dira, comme on fait sans cesse, que les « fautes sont du médecin, mais que la médecine en « elle-même est infaillible. A la bonne heure; mais « qu'elle vienne donc sans le médecin : car tant « qu'ils viendront ensemble, il y aura cent fois plus « à craindre des erreurs de l'artiste qu'à espérer du « secours de l'art.

« Cet art mensonger, plus fait pour les maux de « l'esprit que pour ceux du corps, n'est pas plus « utile aux uns qu'aux autres : il nous guérit moins « de nos maladies qu'il ne nous en imprime l'effroi; « il recule moins la mort qu'il ne la fait sentir d'a- « vance; il use la vie au lieu de la prolonger : et « quand il la prolongerait, ce serait encore au pré- « judice de l'espèce, puisqu'il nous ôte à la société « par les soins qu'il nous impose, et à nos devoirs « par les frayeurs qu'il nous donne. C'est la connais- « sance des dangers qui nous les fait craindre : celui « qui se croirait invulnérable n'aurait peur de rien. « A force d'armer Achille contre le péril, le poète « lui ôte le mérite de la valeur : tout autre à sa place « eût été un Achille au même prix.

« Voulez-vous trouver des hommes d'un vrai cou- « rage? Cherchez-les dans les lieux où il n'y a point « de médecins, où l'on ignore les conséquences des

« maladies, et où l'on ne songe guère à la mort. « Naturellement l'homme sait souffrir constamment « et meurt en paix : ce sont les médecins avec leurs « ordonnances, les philosophes avec leurs précep- « tes, qui l'avilissent de cœur et lui font désap- « prendre à mourir.

« Qu'on me donne donc un élève qui n'ait pas « besoin de tous ces gens-là ou je le refuse; je ne « veux point que d'autres gâtent mon ouvrage : je « veux l'élever seul ou ne m'en pas mêler. Le sage « Locke qui avait passé une partie de sa vie à l'étude « de la médecine recommande fortement de ne ja- « mais droguer les enfans, ni par précaution, ni pour « de légères incommodités. J'irai plus loin, et je dé- « clare que n'appelant jamais de médecin pour moi, « je n'en appellerai jamais pour mon Émile, à moins « que sa vie ne soit dans un danger évident; car alors « il ne peut pas lui faire pis que de le tuer.

« Je sais bien que le médecin ne manquera pas de « tirer avantage de ce délai : si l'enfant meurt, on « l'aura appelé trop tard; s'il réchappe, ce sera lui « qui l'aura sauvé : que le médecin triomphe; mais « sur-tout qu'il ne soit appelé qu'à l'extrémité.

« Faute de savoir se guérir, que l'enfant sache « être malade; cet art supplée à l'autre, et souvent « réussit beaucoup mieux : c'est l'art de la nature. « Quand l'animal est malade, il souffre en silence « et se tient coi : on ne voit pas plus d'animaux lan- « guissans que d'hommes. Combien l'impatience, « la crainte, l'inquiétude, et sur-tout les remèdes, ont « tué de gens que leur maladie aurait épargnés, et

« que le temps seul aurait guéris. On me dira que « les animaux vivant d'une manière plus conforme « à la nature, doivent être sujets à moins de maux « que nous : eh bien, cette manière de vivre est « précisément celle que je veux donner à mon élève; « il en doit donc tirer le même profit.

« La seule partie utile de la médecine est l'hygiène; « encore l'hygiène est-elle moins une science qu'une « vertu. La tempérance et le travail sont les deux « médecins de l'homme; le travail aiguise son appé- « tit, et la tempérance l'empêche d'en abuser.

« Pour savoir quel régime est le plus utile à la « vie et à la santé, il ne faut que savoir quel régime « observent les peuples qui se portent le mieux, « sont les plus robustes, et vivent le plus long- « temps. Si par les observations générales on ne « trouve pas que l'usage de la médecine donne aux « hommes une santé plus ferme ou une plus longue « vie, par cela même que cet art n'est pas utile, « il est nuisible, puisqu'il emploie le temps, les « hommes et les choses à pure perte. Non-seulement « le temps qu'on passe à conserver la vie étant perdu « pour en user, il l'en faut déduire, mais quand ce « temps est employé à nous tourmenter, il est pis « que nul, il est négatif; et pour calculer équita- « blement, il en faut ôter autant de celui qui nous « reste. Un homme qui vit dix ans sans médecins, « vit plus pour lui-même et pour autrui, que celui « qui vit trente ans leur victime. Ayant fait l'une « et l'autre épreuve, je me crois plus en droit que « personne d'en tirer la conclusion.

« Nos maux moraux sont tous dans l'opinion, « hors un seul, qui est le crime, et celui-là dépend « de nous : nos maux physiques se détruisent ou « nous détruisent. Le temps ou la mort sont nos re- « mèdes ; mais nous souffrons d'autant plus que « nous savons moins souffrir ; et nous nous donnons « plus de tourmens pour guérir nos maladies, que « nous n'en aurions à les supporter. Vis selon la na- « ture, sois patient et chasse les médecins ; tu n'évi- « teras pas la mort, mais tu ne la sentiras qu'une « fois, tandis qu'ils la portent chaque jour dans « ton imagination troublée, et que leur art men- « songer, au lieu de prolonger tes jours, t'en ôte « la jouissance. Je demanderai toujours quel vrai « bien cet art a fait aux hommes? Quelques-uns de « ceux qu'il guérit mourraient, il est vrai ; mais des « millions qu'il tue resteraient en vie. Homme sensé, « ne mets point à cette loterie où trop de chances « sont contre toi. Souffre, meurs ou guéris ; mais « sur-tout vis jusqu'à ta dernière heure. »

Les hommes sans préjugés n'ont jamais donné dans la doctrine de la médecine. Je citerai encore Prosper Joliot de Crébillon, un de nos plus grands poètes tragiques, qui, lorsqu'il était malade, se gouvernait à sa fantaisie en se moquant des médecins et des remèdes ; il a cependant vécu jusqu'à 88 ans (1).

Que d'époux chéris, que de femmes adorées, que de charmans enfans ont été engloutis dans des tombeaux par la pratique de cet art funeste !

(1) Nouveau dictionnaire historique, édit. de Caen, 1786.

Français, tant que les Hottentots, les Islandais et autres nations semblables, où l'homme vit plus d'un siècle sans médecins, pourront vous donner des leçons sur la manière dont vous devez vivre tant en santé que dans l'état de maladie, que vos préjugés vous porteront à croire que vos docteurs en faculté sont plus habiles que la nature, que vous aurez plus de confiance en eux qu'en elle; que vous les verrez, de sang-froid et sans inquiétude, faire dévorer par des sangsues votre propre sang ou celui de vos femmes et de vos enfans chéris, se servir en outre de la lancette, afin d'opérer plus promptement et plus abondamment l'extraction de cette précieuse humeur pour la jeter à la voirie; si vous ne trouvez pas que le quatrain suivant :

Ces docteurs ne sont pas ce qu'un vain peuple pense,
Notre crédulité fait toute leur science;
Ils sont parfois savans dans leurs nomenclatures,
Et non dans les secrets de leur propre nature.

si vous ne trouvez pas, dis-je, qu'il leur soit applicable; si vous croyez ces docteurs d'une doctrine sans bornes, tandis qu'au contraire les mystères de la nature les forcent à ignorer les causes de beaucoup de choses qui se passent en nous, même jusqu'à la cause d'une crampe; si vous aimez mieux ajouter foi aux discours peu sincères de la plupart d'entr'eux; si vous préférez, au lieu de faire usage des délayans pour tous remèdes, comme je vous le conseille, si vous préférez, dis-je, faire usage, lors de vos maladies, des purgatifs qui ont et qui auront la dangereuse propriété de violenter votre propre nature, d'évacuer vos bons sucs, de corroder votre estomac et de vous faire marcher à pas de géans vers le tombeau, ainsi que je l'ai déjà dit, je crois que les autres nations du monde auront le droit de dire que les Français, au sein de leurs lumières, sont restés dans les ténèbres à l'égard de l'hygiène et des moyens curatifs de leurs maladies. L'hygiène, me direz-vous, on a soin de l'enseigner dans les écoles de médecine; il est vrai, mais cela ne suffit pas ; tout le monde ne va pas s'instruire dans ces écoles. Tant qu'on ne l'enseignera pas publiquement, comme on le fait pour le catéchisme, ainsi que j'en ai déjà donné l'idée, et qu'on n'ajoutera pas que les délayans et un régime convenable suffisent pour guérir toutes les maladies curables, on ne parviendra jamais à briser le joug du charlatanisme qui, depuis trop long-temps, est appesanti sur nos têtes.

Ces docteurs peuvent-ils savoir qu'elle est la nature des humeurs morbifiques qui occasionnent vos maladies; si elles sont acides ou alcalines ; quels sont les gaz qui en émanent, quel est leur siége; si les meninges, le cerveau, le cœur, le péricarde, le poumon, le diaphragme, le foie, la ratte, le pancréas, etc., etc., souffrent de la présence de ces humeurs ; si elles sont mucilagineuses ou coagulées, stagnantes, même adhérentes aux parties souffrantes, ou si elles circulent aisément avec le sang, ou bien si elles gênent peu ou beaucoup sa circulation? Ils ne peuvent savoir tout cela, et on ne doit pas leur en faire un crime, attendu que la nature est très mystérieuse dans ses opérations, et qu'on ne peut en pénétrer les causes que d'une très petite partie. Ainsi, il est aisé de sentir que les médecins ne peuvent appliquer aisément à vos maladies les remèdes qui leur conviennent; ils vous ordonneront les sangsues, parce qu'ils admettent des inflammations occultes dans presque toutes les maladies; c'est une erreur bizarre. Je vous observe que ces espèces de reptiles aquatiques sucent le sang le plus pur, attendu qu'il n'y a que lui qui peut pénétrer jusqu'à l'extrémité des vaisseaux capillaires.

Docteurs, je ne veux point vous ravaler, néanmoins vous ne parviendrez pas à me persuader, ni à aucun homme de bon sens, que vous avez une pleine connaissance de tout ce qui se passe dans le corps humain. Je sais qu'il y a des hommes parmi vous qui ont mis au jour des ouvrages sublimes, profonds et d'une philosophie sans bornes sur les connaissances que doit avoir un docteur en médecine; quoi qu'il en soit, je ne croirai jamais que, lorsqu'il est question de guérir une maladie, vous êtes plus habiles que la nature; ce serait comme si vous vouliez me faire croire que vos lumières surpassent celles de la divinité. Ainsi, puisque je n'écris que pour le bonheur de l'espèce humaine, et que je n'ai aucun intérêt à tromper, j'ai raison de tâcher de persuader à mes lecteurs et à l'univers, s'il est possible, que, pour la guérison de ses maladies, elle doit s'en tenir à la science de la nature, et que pour aider cette bonne mère, il n'est question que de suivre ce que j'ai indiqué.

Il me semble entendre murmurer contre moi la majeure partie de ceux qui pratiquent l'art de guérir, ou quelques-unes de ses branches : je réponds à ces murmures, que ma philantropie me fait un devoir d'écrire ainsi. J'approche de la fin de ma carrière, et si je me voyais descendre dans le tombeau, ayant eu la négligence de mettre cet ouvrage au jour, je me ferais des reproches très amers, et même je croirais que ce serait un crime de ma part, puisqu'il tend au bonheur de l'espèce humaine.

Tous les hommes sensés, vertueux et philantropes conviennent qu'il vaudrait mieux ressembler à Diogène qu'à celui qui acquiert des richesses par la fourberie.

Lorsque les jeunes docteurs, après avoir terminé leurs cours de médecine à Paris, sont rentrés dans leurs départemens respectifs, croit-on qu'ils s'occupent à approfondir la nature, à chercher les causes des effets, notamment celles des maladies, à trouver les moyens curatifs les plus analogues à la marche de la nature, afin d'éviter la pratique de leurs confrères, qui ne cessent de faire dévorer le sang humain par des sangsues? Non, ils ne fatiguent pas leur esprit à toutes ces recherches; le premier soin de la plupart d'entr'eux est d'employer les moyens propres à vivre de leur état. Et s'ils ne peuvent y parvenir sans charlatanisme, que deviennent-ils ?..... Et de cet état de chose les malhereux malades en souffrent.

Docteurs, vous pensez tous comme moi à l'égard des délayans, et pas un seul de vous ne l'a écrit, par la raison que l'homme préfère ses intérêts à la vérité, ce qui ne doit pas être, attendu que l'espèce humaine souffre de votre pratique et de votre silence à cet égard. Vous me direz que vous pratiquez la médecine pour vous en faire un état lucratif; soit, mais cette disposition ne doit pas vous empêcher de faire usage des délayans, sauf à ajouter, pour cacher votre politique, de petits remèdes qui, s'ils ne faisaient pas de bien, ne pourraient faire de mal. Quoi qu'il en soit, je sais qu'il y en a parmi vous, docteurs, qui sont vertueux, désintéressés et qui ont l'ame remplie de philantropie, c'est pourquoi il me semble qu'il devrait y avoir parmi vous une espèce de hiérarchie, au moyen de laquelle les bons raméneraient dans le sentier de la vertu ceux qui leur paraîtraient s'en écarter.

Français, je connais un peu votre caractère, je sais qu'il y en a un grand nombre parmi vous qui sont disposés à persifler sur les choses les plus sérieuses et les plus profondes; vous direz peut-être que mes opinions sont ridicules, quoique basées sur la marche de la nature, de l'expérience et de la raison. Pourquoi pourrez-vous en avoir une telle idée? C'est parce que peu d'entre vous ont étudié l'art de guérir, les causes des effets; que vos préjugés sont en opposition avec les vrais moyens curatifs; que vous êtes entourés d'un grand nombre de personnes qui ont intérêt à propager l'erreur, et que, lorsqu'il se trouve un auteur qui met au jour, sur cette matière, des vérités dictées par le savoir, la franchise et toutes les qualités du cœur, il suffit qu'elles soient en opposition avec leurs intérêts, pour qu'elles soient promptement étouffées dès leur naissance. C'est pourquoi, Français, je vous conjure, pour le bonheur que je vous désire, d'abjurer vos préjugés ; de ne plus croire que les médecins sont plus habiles que la nature ; de réfléchir sur sa puissance ; de tâcher de n'être éclairés que par son flambeau et celui de la vérité, et vous ne deviendrez pas mes persifleurs.

Je n'écris que pour dessiller les yeux des nations civilisées, et particulièrement ceux des Français, mes compatriotes ; j'aime, j'estime, je respecte et révère ceux d'entr'eux qui sont guidés par la vertu et la philantropie. Quel intérêt aurais-je de tromper les nations en cherchant à leur persuader qu'elles peuvent aisément se passer de médecins? Puisqu'il n'y a que la nature qui possède l'art de guérir, et que ceux qui pratiquent cet art ne peuvent que donner dans l'égarement et dans des erreurs sans nombre, plus propres à entraîner les malades au tombeau qu'à les rappeler à la santé, ceci étant posé comme certain, il est évident qu'une nation serait infiniment plus sage et plus heureuse si elle savait se passer de médecins pour s'en tenir à la nature, qui est la seule savante dans la pratique de la médecine.

Français, vous êtes à la veille d'augmenter vos facultés de médecine ; il me semble qu'il serait infiniment plus sage de supprimer graduellement celles qui existent ; par ce moyen vous donneriez à l'univers un exemple frappant de la plus profonde philosophie, une preuve de la sagesse de vos lois et de votre désir sincère du bonheur de l'espèce humaine.

Docteurs, je n'ai pas dit que l'homme ne retirait aucun fruit de la pratique de la médecine, mais je soutiens que le mal l'emporte sur le bien; ainsi, il serait donc plus avantageux que la manière dont on l'exerce maintenant fût mise en oubli, et qu'on se bornât aux délayans.

Français, vous voulez des écoles de médecine, et on y enseigne des erreurs funestes! La plupart des médecins tracent à leurs malades la route du tombeau, et quelquefois les y plongent en voulant les guérir.

Les opinions répandues dans cet ouvrage sont les fruits de quelques années de pratique, et de plus de cinquante ans d'observations et d'étude de la marche de la nature; et si, malgré elles, mes lecteurs ont recours aux médecins, et font usage des médicamens pharmaceutiques, ce sera parce que les préjugés l'emporteront sur la raison.

Je ne suis pas comme quelques médecins de nos jours, qui vendent des purgatifs après en avoir fait un éloge pompeux; il y en a même qui vont jusqu'à conseiller aux personnes bien portantes de faire usage des leurs par précaution: il n'y a pas de conseil plus perfide que celui-ci. Ils savent comme moi qu'il ne faut que des délayans pour guérir toutes les maladies curables, et cependant ils persuadent à leurs lecteurs et au peuple qu'on doit faire usage de leurs purgatifs.

O desir des richesses, quand cesseras-tu de corrompre le cœur humain !

Je ne veux rien vendre, je n'aspire point à la fortune : l'homme sage sait se contenter de peu. L'amour de la vérité, l'esprit de philantropie qui a toujours régné dans mon cœur, l'envie d'être utile à l'espèce humaine en détruisant des préjugés funestes, sont les seuls motifs qui m'engagent à mettre au jour cet ouvrage. Je ne désespère pas de parvenir à mon but, attendu que le gouvernement, qui est toujours désireux du bonheur des nations, particulièrement de celui des Français, trouvera jour à se rendre le premier mobile des moyens à employer pour détruire, avec la sagesse dont il est doué, graduellement, lentement et sans secousse, les abus que j'ai signalés, et qui produisent le fléau dont M. Tissot a été frappé long-temps avant moi, ainsi que je l'ai rapporté textuellement page 39.

Il peut se faire qu'il y ait quelques répétitions dans cet ouvrage, je prie mes lecteurs d'avoir de l'indulgence envers moi. Au reste, l'inconvénient ne pourrait être grand, attendu que je ne puis trop leur répéter les vérités qu'il contient, afin de les inculquer de plus en plus dans leur esprit, puisqu'elles ne tendent qu'à leur bonheur.

FIN.

EXPLICATION

DE QUELQUES TERMES DE MÉDECINE

DONT CERTAINS LECTEURS POURRAIENT IGNORER LA SIGNIFICATION.

ANXIÉTÉ. — Inquiétude, peine d'esprit, agitation excessive.

CONCRÉTION. — Action par laquelle les corps fluides s'épaississent et deviennent même quelquefois solides.

DIARRHÉE. — Flux ou cours de ventre par lequel la nature oblige d'aller fréquemment à la selle pour se débarrasser d'elle-même d'humeurs superflues.

ENDÉMIQUE. — On appelle maladies endémiques celles qui sont familières à certains pays.

EXCRÉTION. — Action par laquelle la nature chasse au déhors les humeurs excrémentitielles et nuisibles.

EXPECTORATION. — Expulsion, par les crachats, d'humeurs grossières et visqueuses contenues dans les bronches et les vessicules du poumon.

HÉMOPTYSIE. — Crachement de sang causé par la rupture ou l'érosion de quelques vaisseaux du poumon.

IDIOSYNCRASE. — Ce terme vient du grec, il signifie constitution, tempérament.

MENINGES. — On donne ce nom aux deux membranes qui enveloppent le cerveau, la dure-mère et la pie-mère.

MORBIFIQUE. — Se dit des humeurs qui causent la maladie qu'on nomme ainsi.

MUCILAGINEUX. — Épais, visqueux, gluant.

PAROXISME. — Redoublement, accès, invasion, temps le plus violent de la maladie.

SÉCRÉTION. — La sécrétion ou filtration est la séparation de quelque liqueur mêlée avec le sang.

SPASME. — C'est la même chose que convulsion; cela signifie une contraction violente et involontaire de tout le corps ou de quelques-unes de ses parties.

TABLE
DES MATIÈRES

CONTENUES DANS CET OUVRAGE.

FIN DE LA TABLE.

IMPRIMERIE DE E. POCHARD,
rue du Pot-de-Fer, nº 14, à Paris.

www.ingramcontent.com/pod-product-compliance
Ingram Content Group UK Ltd.
Pitfield, Milton Keynes, MK11 3LW, UK
UKHW021006220726
13924UKWH00002B/914